AF466180

Stéphane GOTZLOWSKI
Docteur en Médecine
de l'Université de Nancy

Brûlures Étendues du Thorax et Tuberculose Pulmonaire

ÉTUDE MÉDICO-LÉGALE

NANCY
IMPRIMERIE LORRAINE
RIGOT ET Cie
51-53-55-57, Rue Saint-Georges
1919

Stéphane GOTZLOWSKI
Docteur en Médecine
de l'Université de Nancy

Brûlures Étendues du Thorax et Tuberculose Pulmonaire

ÉTUDE MÉDICO-LÉGALE

NANCY
IMPRIMERIE LORRAINE
RIGOT ET Cie
51-53-55-57, Rue Saint-Georges

1919

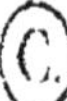

A LA MÉMOIRE

DE MA MÈRE ET DE MON FRÈRE

AUX MIENS

A MES AMIS

A mon Président de Thèse

Monsieur le Professeur Pierre PARISOT

Chevalier de la Légion d'Honneur

Professeur de Médecine légale à la Faculté de Nancy

INTRODUCTION

La loi sur les accidents de travail, dont le fonctionnement repose sur le concours continuel du corps médical, a eu un retentissement sur la science médicale elle-même.

Les médecins ont maintenant, fréquemment, l'occasion de recevoir un blessé longtemps après que la lésion initiale est ou paraît réparée. Etudier l'évolution des troubles fonctionnels qui subsistent après le traitement terminé; rechercher comment certaines lésions des organes internes peuvent se produire; pourquoi un traumatisme entraîne chez certains individus des suites infiniment plus graves que chez tels autres; quel retentissement sur l'organisme en est parfois la conséquence. Cet élargissement de nos connaissances ne porte pas seulement sur les lésions d'ordre chirurgical, mais aussi sur les *affections médicales occasionnées par le traumatisme.*

C'est surtout dans les cas où il s'agit d'affections médicales que le médecin est forcément appelé à collaborer avec les magistrats pour la solution juridique de certaines questions qui ne sauraient être tranchées ni par un texte de loi, ni par une jurisprudence immuable et inflexible.

Parmi les affections médicales d'origine traumatique, c'est incontestablement la tuberculose qui a suscité le plus grand nombre de travaux. Son étude présente, en effet, un intérêt pratique considérable qui justifie amplement cette fécondité scientifique. Nombre de théories ont été édifiées pour éclairer la *pathogénie* de cet accident redoutable et qui reste encore incomplètement élucidée.

Si on se place au point de vue uniquement scientifique, on peut affirmer qu'un traumatisme ne peut pas créer par lui-même une morbidité dans laquelle le rôle microbien est incontestable; en effet, la clinique et l'expérimentation s'accordent à nous l'apprendre.

Mais il en est autrement au point de vue pratique, surtout depuis la loi de 1898 sur les accidents du travail.

Envisageons un de ces cas où un ouvrier était dans la situation d'un nombre considérable d'individus qui, sans le savoir, sont porteurs de foyers tuberculeux latents. Comme tant d'autres, cet ouvrier, de bonne constitution et sans tares personnelles ni héréditaires, aurait eu toutes chances de continuer à travailler comme un homme normal, si n'était pas survenu le traumatisme qui a tout changé.

Et si ce traumatisme n'a pas créé la tuberculose scientifiquement, il l'a bien créée pratiquement et socialement.

Il parait donc naturel qu'un préjudice causé par le traumatisme, qui met en évidence l'infection tuberculeuse qui aurait pu rester ignorée et silencieuse, est aussi réel que si ce traumatisme inoculait d'une façon effective le bacille lui-même.

Dans cette étude nous avons l'intention de montrer que, dans certains cas, une brûlure étendue du thorax peut provoquer dans les poumons des désordres pathologiques comparables à ceux causés par d'autres traumatismes et déterminer la mise en lumière d'une tuberculose latente existant à un point quelconque de l'organisme et dont le développement sera favorisé par les désordres causés par le traumatisme : diminution de la résistance du terrain, la circulation sanguine plus intense, stase plus prolongée.

Nous nous estimerons satisfait si ce modeste travail, qui nous a été inspiré par notre Maître, M. le professeur Parisot, parvient à exposer clairement le fait et à intéresser le lecteur à une question qu'il n'est pas inutile de connaître à un moment où le médecin expert est si souvent aux prises avec les difficultés inhérentes à l'application de la loi sur les accidents du travail.

Dans ce but nous diviserons notre travail de la manière suivante :

Après un aperçu historique de la question, nous étudierons successivement la tuberculose pulmonaire traumatique envisagée au point de vue général, en insistant sur les données étiologiques et pathogéniques tournies par la science contemporaine. Dans un autre chapitre, nous exposerons les complications pulmonaires des brûlures, montrant que ces lésions pulmonaires sont tout à fait comparables à celles que peut produire le traumatisme.

En un mot, nous légitimerons par des faits la comparaison que nous désirons établir entre l'action des brûlures et celle du traumatisme sur la mise en évidence de la tuberculose pulmonaire.

Enfin, ces données une fois établies, nous apporterons un fait observé par le professeur P. Parisot, démontrant qu'il existe bien une tuberculose pulmonaire consécutive aux brûlures étendues du thorax.

Cette observation, présentée au Congrès de Médecine légale de 1914, a donné naissance à une discussion qui a mis en évidence le bien-fondé de l'interprétation donnée par le professeur Pierre Parisot du fait qu'il relate.

N'ayant que cette unique observation, notre travail ne peut prendre l'extension que nous aurions désiré; mais nous croyons toutefois contribuer à l'étude de cette variété de tuberculose pulmonaire traumatique, tuberculose par brûlure étendue du thorax, sur laquelle jusqu'à ce jour on n'avait pas attiré l'attention des médecins experts.

Et maintenant, au moment où nous allons terminer nos études médicales, il nous reste à accomplir un devoir particulièrement agréable ; qu'il nous soit permis d'adresser à tous ceux qui furent nos Maîtres dans les hôpitaux; à tous ceux qui nous ont fait profiter de leur savoir et de leur expérience clinique, un hommage respectueux de reconnaissance pour les soins qu'ils ont apporté à nous apprendre leur art.

HISTORIQUE

On a été longtemps avant d'admettre les relations étroites qui unissent, dans certains cas, le traumatisme thoracique et la tuberculose.

Le fait le plus ancien où l'on trouve noté le rapport du traumatisme et de la phtisie est rapporté par HÉRODOTE; mais c'est PORTAL, dans son ouvrage intitulé : *Observations sur la nature de la phtisie*, publié en 1792, qui donne pour la première fois en France une observation complète où le rôle du traumatisme apparait nettement.

Mais LAËNNEC et ANDRAL rejettent totalement la théorie de phtisie traumatique.

PERRAUD et LEBERT remettent de nouveau la question de possibilités de développement d'une tuberculose à la la suite d'un traumatisme.

Sous l'influence des travaux de VERNEUIL sur le rôle du traumatisme dans la pathologie générale, les travaux sur la question sont devenus plus nombreux.

Ce sont, par ordre chronologique, la thèse de BOUVIER en 1877; les recherches de laboratoire de MAX SCHULLER;

observations de Tissier (1878), Chauffard (1880), Jaccoud et Potain (1899).

Depuis la découverte du bacille de Koch, Lannelongue et Achard, Pétrow, Jeanbreaux reprennent les travaux de M. Schuller, les rectifient et les complètent.

Viennent ensuite une série de recherches anatomo-pathologiques et cliniques de Bérard, Strausse, Loomis et Pozzini.

Après la loi sur les accidents du travail de 1898, qui indemnise les conséquences des accidents subis par un ouvrier au cours et à l'occasion du travail, les travaux sur la tuberculose pulmonaire post-traumatique sont envisagés au point de vue sensiblement différent du précédent. Quoique scientifiquement inexistante, la tuberculose post-traumatique n'est plus niée par personne au point de vue social et juridique. Aussi cette série de recherches forme-t-elle aujourd'hui un des chapitres le plus intéressant de la pathologie des accidents du travail.

Citons les travaux de Thoinot (1902), Mosny (1903); les articles du professeur Brouardel (1904), Vibert (1906), de Forgues et Jeanbreau (1909), de Brouardel et Giroux (1914).

Dans les observations et travaux publiés, il n'a été envisagé que des cas de tuberculose post-traumatique consécutive au traumatisme mécanique, telles que contusions, efforts, plaies pénétrantes de poitrine, etc...

Quant à l'influence d'une brûlure sur le développement ultérieur d'une tuberculose et en particulier de brûlure thoracique d'une certaine étendue provoquant l'éclosion d'une bacillose pulmonaire, en dehors de l'unique cas recueilli par M. le professeur P. Parisot et reproduit plus bas, malgré nos recherches les plus consciencieuses dans la littérature médicale française et étrangère, nous n'avons trouvé qu'une simple mention dans un rapport d'un médecin de bord du yacht *Comte-d'Eu* (vers 1848), qu'un des brûlés par l'explosion de la chaudière, atteint au visage et à la partie supérieure du corps par la vapeur sous pression, a succombé cinq mois après l'accident à l'hôpital de Cherbourg, avec des symptômes de phtisie pulmonaire.

ÉTUDE
DE LA TUBERCULOSE PULMONAIRE
POST-TRAUMATIQUE EN GÉNÉRAL

ÉTIOLOGIE

A. — *Rôle du Traumatisme*

La tuberculose est, de toutes les maladies, la plus fréquente.

Malheureusement, ses premières atteintes restent souvent silencieuses. Elles ne deviennent évidentes que sous l'influence des causes les plus diverses. Parmi ces causes, il en est surtout une : c'est le traumatisme.

Ce facteur étiologique, *traumatisme*, peut être des plus varié et, suivant le sujet qu'il frappe, s'il est sain ou déjà malade, sa valeur étiologique peut être interprétée différemment. Dans le premier cas, le traumatisme sera *créateur*, donc entièrement responsable au point de vue médico-légal des méfaits produits; il ne sera que simplement *aggravateur* d'une lésion déjà en évolution, et sa responsabilité, dans ce cas particulier, restera forcément limitée. Mais à côté de ces deux extrêmes, il est certains cas qui ont suscité les discussions les plus diverses, tant au point de vue scientifique que social et où le rapport entre le traumatisme et l'infirmité qu'il provoque, reste à démontrer. Ce sont les cas où des individus bien portants, au moins en apparence, jusqu'à l'accident, et qui, à la suite de celui-ci, deviennent manifestement des tuberculeux déclarés.

C'est à cette dernière catégorie d'individus que se rapporte le plus grand nombre de cas publiés dans la littérature médicale et c'est cette tuberculose pulmonaire qui se manifeste chez ces individus ayant l'apparence d'une santé parfaite, à la suite d'un traumatisme thoracique, quelle que soit sa nature, que l'on désigne sous le nom de tuberculose pulmonaire traumatique.

La tuberculose pulmonaire traumatique primitive, c'est-à-dire dans le cas où le traumatisme a réellement créé lui-même l'infection chez un individu absolument sain, n'existe pas en dehors de quelques cas spéciaux et d'ailleurs indiscutables; il s'agit alors d'une inoculation directe des bacilles de Koch au point traumatisé. Elle s'observe à peu près exclusivement chez des sujets appelés à manier des substances contenant des bacilles de Koch : médecins, infirmiers, etc...

Verneuil rapporte un cas indiscutable d'une tuberculose se développant chez un étudiant, à la suite d'une plaie faite pendant une autopsie.

P. Brouardel cite deux cas semblables.

Que cette tuberculose reste locale ou se généralise, elle est bien toujours une tuberculose traumatique vraie.

Souvent il arrive qu'un tuberculeux portant des foyers

bacillaires en évolution, soit pulmonaires, soit extra-pulmonaires, est atteint par un traumatisme thoracique plus ou moins important, et voit son état s'aggraver et fréquemment aboutir vers une évolution fatale. Il est évident que le traumatisme, au point de vue social, est la cause principale de cette évolution; mais s'il n'a pas créé les lésions tuberculeuses, il a simplement mis l'organisme en état de résistance amoindrie et précipité l'évolution fatale d'une maladie antérieure.

De pareils cas ne peuvent causer aucune difficulté dans leur interprétation, et c'est ainsi que la question a été tranchée depuis longue date. Mais dans l'immense majorité des cas, le traumatisme thoracique, en matière de tuberculose pulmonaire, ne fait que *réveiller* des lésions déjà existantes dans l'organisme à l'état latent et silencieux, et ce réveil est favorisé par des désordres qu'il crée soit directement, soit indirectement au sein du parenchyme pulmonaire : congestion dans le cas de contusion simple; déchirures du tissu pulmonaire dans les contusions plus graves et surtout dans celles suivies de fractures de côtes, dans les plaies pénétrantes, ainsi qu'à la suite d'un effort violent. D'autre part, l'action inhibitoire dans certains cas peut être incriminée comme cause favorisante.

B. — *Nature du Traumatisme*

Parmi divers traumatismes, c'est la contusion thoracique plus ou moins grave, mais le plus souvent sans lésions importantes, qui tient le premier rang dans les observations publiées jusqu'à ce jour; souvent aussi il s'agit de plaies pénétrantes de poitrine par arme blanche ou par projectiles. Beaucoup plus rarement, la tuberculose semble résulter d'un effort violent. Enfin, M. le professeur PARISOT a attiré l'attention, pour la première fois, sur un cas de tuberculose pulmonaire où les symptômes cliniques se sont manifestés à la suite d'une brûlure étendue du thorax.

Les cas de tuberculose se développant à la suite de contusions thoraciques sont des plus nombreux; nous ne ferons que citer les auteurs qui rapportent les cas les plus probants :

BREHMER, MENDELSOHN, CHAUFFARD, LAUGIER, MOSNY, etc...

Quant aux plaies pénétrantes de la poitrine, suivies de tuberculisations, elles n'ont été observées que dans l'armée. Ainsi DEMME constate 17 morts par tuberculose à la suite d'une plaie de poitrine par balle, sur 159 cas observés. LEBERT et HOFFMANN ont observé des cas de tuberculose pulmonaire à la suite de coups de couteau intéressant le parenchyme pulmonaire.

Enfin, un certain nombre d'auteurs acceptent comme agent provocateur possible un effort violent. TESSIER, CHAFFY, JACCOUD, BAUMLER ont publié des observations assez probantes, mais ce cas de traumatisme thoracique doit être assez rarement observé.

Il en est de même des brûlures. Nous ne trouvons dans la littérature médicale que deux cas, déjà anciens, où les symptômes de la phtisie ont suivi de près l'accident, mais où la corrélation entre la brûlure et la tuberculose n'a pas été mise en évidence; nous y reviendrons ultérieurement.

PATHOGÉNIE

Nous avons vu, en étudiant l'étiologie de la tuberculose pulmonaire traumatique, que c'est le traumatisme qui crée dans le parenchyme pulmonaire un lieu de moindre résistance à l'invasion des germes pathogènes, et, d'autre part, son action générale inhibitoire facilite leur dissémination. Nous étudierons, dans les lignes qui suivent, le mécanisme et les conditions dans lesquelles cette tuberculisation se fait et les causes qui la facilitent. Nous avons admis comme prouvé le fait qu'il y a un lien indiscutable entre le traumatisme thoracique et le développement de la tuberculose pulmonaire; c'est la nature de ce lien que nous allons maintenant approfondir.

Au point de vue pathogénique, le traumatisme peut être considéré soit comme : créateur d'une tuberculose pulmonaire; aggravateur des lésions bacillaires; révélateur des lésions latentes et silencieuses.

Dans le premier cas, le mécanisme de l'invasion de l'organisme est des plus simples; le traumatisme ne fait qu'inoculer les germes pathogènes à la manière d'une inoculation expérimentale.

De même, dans le cas d'une tuberculose confirmée et en évolution, le traumatisme n'est guère qu'un des facteurs de l'aggravation.

Il en est tout autrement dans les cas où le traumatisme paraît agir sur les individus ayant toutes les apparences d'une santé parfaite.

Son rôle, dans le réveil de la tuberculose, est des plus complexes.

L'existence de microbisme latent a été déjà soupçonné par VERNEUIL, et cette hypothèse a trouvé sa confirmation dans des recherches anatomo-pathologiques et bactériologiques récentes. Nombreux sont les cas de vieillards morts d'affections banales, à l'autopsie desquels on a trouvé des tubercules crétacés, qui, pendant leur vie, n'ont provoqué aucun trouble.

Natalis GUYOT les a trouvés chez 60 % des vieillards de plus de 50 ans; LETULLE trouve 50 %; VIBERT, sur 131 cas d'individus ayant succombé à une mort violente, a trouvé chez 25 d'entre eux, de 22 à 55 ans, la tuberculose à l'état crétacé.

On trouve encore plus fréquemment des lésions ganglionnaires latentes.

HARBITZ a trouvé chez 42,5 % d'enfants au-dessous de 15 ans des ganglions, paraissant sains à l'examen histologique, atteints de lésions tuberculeuses.

BELLINGER (cité par JACCOUD) a vu qu'à l'autopsie de plusieurs enfants morts de la rougeole, on trouve des bacilles de Koch dans les ganglions trachéo-bronchiques, sans qu'il y ait aucune lésion tuberculeuse du côté des poumons. LOOMIS, en 1890, et POZZINI (1892) ont constaté dans leurs autopsies des ganglions trachéo-bronchiques tuberculeux des individus qui, durant leur vie, n'avaient présenté aucune manifestation tuberculeuse.

De même STRAUSSE cite le cas suivant :

J'ai fait enlever des végétations adénoïdes du pharynx nasal d'une fillette de 8 ans, nullement suspecte de tuberculose.

L'inoculation d'une certaine quantité de tissu adénoïde dans le péritoine du cobaye a donné le résultat positif. Et pourtant, l'examen histologique montre le tissu adénoïde normal.

Mais l'application des réactions de la tuberculine est venue encore confirmer de la façon la plus éclatante la fréquence de tuberculose latente.

Les résultats positifs sont de telle fréquence que ces méthodes biologiques, d'une sensibilité extrême, ont permis d'établir qu'il existe dans certains milieux, une sorte d'infection bacillaire latente quasi physiologique.

Ceci nous étonne au premier abord et n'a rien pourtant d'étrange, si nous réfléchissons au milieu dans lequel nous vivons chaque jour. Ne sommes-nous pas plongés au milieu d'une atmosphère où pullulent des germes infectieux ?...

Les crachats expectorés par les phtisiques ne mettent-ils pas, en se desséchant, une foule de bacilles en liberté que nous respirons à chaque instant ? STRAUSSE a trouvé le bacille de Koch dans les fosses nasales et dans le pharynx de ses élèves, qui n'ont séjourné qu'un laps de temps relativement court dans une salle de tuberculeux. CORNET, en expérimentant avec les poussières de crachats desséchés, s'entourait la tête d'un masque en ouate dans lequel étaient enchâssés deux verres pour les yeux; malgré ces précautions, il trouva le bacille de Koch dans son mucus nasal, et l'inoculation de ce mucus provoqua la tuberculose chez le cobaye.

Vers 1878, CHAUVEAU a montré qu'il existe une autre voie des bacilles de Koch dans l'organisme, et non moins importante que la précédente, quoique difficilement démontrable : la voie digestive.

Chauveau avait rendu tuberculeux de jeunes veaux auxquels il faisait ingérer des crachats tuberculeux. Et quoique les ganglions mésentériques restaient sains, le fait était non moins certain.

D'ailleurs, Calmette a confirmé ce point de vue. Il nourrit de jeunes chevreaux avec du lait renfermant des bacilles ; il le fait pénétrer par une sonde, pour éviter tout contact pharyngé ou œsophagien. Au bout de quelques mois, les chevreaux ont des cavernes pulmonaires, des ganglions trachéaux, tuberculeux.

Mais on ne trouve aucune lésion tuberculeuse dans les ganglions mésentériques. Intestins et estomac restent sains.

La voie digestive peut rester indemne, tout en servant de porte d'entrée aux bacilles.

Depuis lors, on a incriminé le lait, les viandes des animaux tuberculeux.

Tous ces faits prouvent et expliquent bien l'existence d'une tuberculose latente ; il nous reste à étudier par quel mécanisme cette infection, latente jusqu'au traumatisme, peut se réveiller et, d'un point quelconque de l'organisme, se porter vers l'endroit traumatisé et se manifester avec tous les symptômes d'une tuberculose pulmonaire cliniquement primitive.

Quand l'action d'un traumatisme est directe, comme dans la majorité des cas observés, et que le traumatisme porte sur le thorax, de son action résultent des désordres organiques plus ou moins graves. Vers le terrain ainsi préparé par le trauma vont se porter les bacilles de Koch, qui sommeillaient dans les différents points de l'économie. Ce transport peut se faire de deux façons : soit par simple diffusion dans le cas où il existe un foyer bacillifère au sein même du parenchyme dilacéré par le traumatisme, ou envahie par congestion ; soit par propagation à distance d'un foyer ganglionnaire, ou autre, éloigné. Dans ce dernier cas, le transport du bacille peut se faire par deux voies différentes : voie sanguine et voie lymphatique.

La voie sanguine reste fortement discutée, car, malgré de très nombreuses recherches, on n'a pas pu démontrer la présence constante des bacilles dans le torrent circulatoire des tuberculeux latents qu'en dehors des cas d'une granulie.

Toutefois, JOUSSET est arrivé à conclure à l'existence d'une bacillose temporaire paroxystique que sa méthode inoscopique lui a permis de constater dans les trois cas cliniques.

On peut cependant envisager sa présence comme possible, et cela grâce aux constatations anatomo-pathologiques et cliniques récentes. Il est un fait connu de tous, c'est que les lésions tuberculeuses se développent le plus souvent, dans un organe, autour d'un vaisseau d'abord, avant d'envahir le parenchyme. Quant aux voies lymphatiques, la présence de bacilles a été souvent constatée par divers expérimentateurs.

BOREL, en 1893, dans ses expériences, a constaté que la plupart des bacilles injectés dans le sang d'un lapin se trouvent inclus dans les leucocytes, et cela dès la première heure.

Il a pu également se rendre compte que cette incorporation ne dure que quelques jours, mais que les bacilles reprennent leur liberté avec la mort des leucocytes.

D'après HALLOPEAU, « ces éléments (leucocytes), tout en incorporant les microbes, les laissent vivre et même les mettent à l'abri du pouvoir bactéricide du sérum ».

Quoiqu'on puisse accorder un certain rôle dans le transport, par cette voie, des bacilles de Koch, des recherches plus récentes permettent de penser que le rôle de la circulation des bacilles dans le sang est plus important qu'on ne le pensait jusqu'ici.

RAPPORTS ANATOMIQUES ENTRE LA TUBERCULOSE ET LE TRAUMATISME

Les lésions tuberculeuses, qui apparaissent symptomatiquement à la suite d'un traumatisme thoracique, se développent dans une région qui correspond directement au point contus. C'est d'ailleurs l'avis de tous les auteurs qui se sont occupé de la question.

Quant aux formes anatomiques : pleurésies, bronchopneumonies, tuberculose ulcéreuse, granulie, ont été observées.

SYMPTOMATOLOGIE

La symptomatologie de la tuberculose pulmonaire traumatique est exactement celle de la tuberculose habituelle, ses formes cliniques, son évolution, sont les mêmes. Un symptôme qui est particulièrement fréquent dans cette variété de tuberculose pulmonaire, c'est l'hémoptysie.

Elle survient quelquefois immédiatement après le traumatisme, soit dans les heures qui suivent. Elle peut ne se manifester que sous forme de crachats sanguinolents. Tantôt elle précède, à longue échéance, les autres signes de la tuberculose; dans d'autres cas, elle a été suivie, à bref délai, des signes caractéristiques de la phtisie.

***

D'après ce que nous avons vu plus haut, le traumatisme, dans certains cas, peut provoquer le développement des lésions tuberculeuses; mais nous pouvons admettre que la phtisie traumatique n'est que le réveil d'une tuberculose latente.

Et quel que soit le mécanisme par lequel le traumatisme thoracique réalise la révélation de cette tuberculose latente : réveil d'un foyer local préexistant, pleural ou pulmonaire ou ganglionnaire, fixation au point contus des bacilles, il n'en reste pas moins établi que le préjudice causé par le traumatisme qui met ainsi en évidence une infection tuberculeuse jusqu'alors silencieuse, est aussi réel que si ce traumatisme inoculait, d'une façon effective, le bacille lui-même.

C'est ce préjudice qu'il appartient aux tribunaux d'apprécier; dans cette appréciation, les juges s'en rapportent presque toujours aux conclusions du médecin expert.

RÈGLES GÉNÉRALES DE L'EXPERTISE DANS LA TUBERCULOSE PULMONAIRE TRAUMATIQUE

Le rôle de l'expert, dans ce cas, est très délicat. Tout d'abord, l'expert doit s'enquérir de l'état antérieur du sujet. Cette enquête doit être faite auprès de l'intéressé, de ses proches, ainsi qu'auprès du patron. Le médecin expert doit établir l'absence de pleurésie, d'hémoptysie, de toux, de l'existence d'un bon état général avant l'accident. Il doit s'assurer que l'individu était apte au travail et que sa capacité ouvrière était égale à celle de ses camarades.

En dernier lieu, il doit apprécier l'intervalle qui s'est écoulé entre le moment où le traumatisme s'est produit et le jour où sont apparus les premiers symptômes de tuberculose. Il faut aussi qu'il y ait un rapport entre le point du thorax où a porté le traumatisme et celui où se sont manifestées les lésions tuberculeuses. Enfin, il faut constater, bientôt après l'accident, des signes caractéristiques de la tuberculose; ces signes, de grande valeur, sont soit des signes généraux (fièvre, amaigrissement, perte d'appétit, anémie) ; soit des signes fonctionnels (toux, dyspnée, expectoration); soit enfin des signes physiques (submatité, rudesse de l'inspiration, expiration prolongée). C'est par l'ensemble de ces diverses constatations que l'expert pourra établir un rapport entre le traumatisme thoracique et la tuberculose apparue après celui-ci.

Presque toujours, l'individu atteint de tuberculose est incapable de travailler. Voyons maintenant comment les tribunaux ont apprécié ce préjudice.

Voici quelques extraits de jurisprudence en matière de tuberculose qui nous semblent être utiles à consulter.

COUR D'APPEL DE PARIS

7e Chambre ; 22 mars 1912.

Présidence de Me Pottier (Extrait de thèse de Gillet).

(Pontvianne contre Chagnaud.)

La Cour, considérant que Pontvianne, ouvrier mineur, âgé de 52 ans, a été victime, le 27 juillet 1899, à Paris, sur le chantier de Chagnaud, son patron, d'un accident de travail dont le caractère légal n'est pas contrôlé ; qu'à la suite de cet accident, il a assigné, devant le Tribunal civil de la Seine, ledit Chagnaud, en paiement : 1° d'une somme de 2.000 francs pour réparation du dommage causé par la cessation forcée de tout travail ; et 2° d'une rente viagère annuelle à déterminer sur les bases fixées par l'article 3 de la loi du 9 avril 1898 ; que P..., dont la demande a été repoussée par le Tribunal, conclut devant la Cour, à ce que Chagnaud soit condamné à lui payer 2.700 fr. 50 à partir du 1er janvier 1900 ;

Considérant que l'accident du 27 janvier 1899 a causé à P..., outre des contusions multiples sur diverses parties du corps, une blessure à la partie postérieure de la tête, et la fracture de deux côtes ; qu'actuellement, il est entièrement guéri desdites blessures, qui, par elles seules, n'auraient entraîné qu'une incapacité temporaire de travail, mais qu'il est atteint, au sommet des deux poumons, de lésions tuberculeuses qui ont déterminé chez lui et déterminent encore des malaises et un état de faiblesse qui constituent pour lui une infirmité permanente, mais le laissent capable, toutefois, d'exercer un métier moins pénible que celui d'ouvrier mineur ; qu'il s'agit de rechercher s'il existe une relation de cause à effet entre la tuberculose dont P... est atteint et le traumatisme du 27 juillet 1899 ;

Considérant que, d'après le rapport, en date du 18 avril 1901, du docteur Descouts, expert nommé par le Tribunal, il est à peu près certain que l'hémoptysie qui s'est produite chez le blessé, vers le 8 ou 10 août 1899, a été la manifestation symptomatique d'une tuberculose déjà existante; que, par suite, Pontvianne était vraisemblablement tuberculeux au moment de l'accident dont il a été victime; mais que le traumatisme de la cage thoracique et la fracture des côtes peuvent avoir favorisé l'apparition des crachements de sang, en déterminant, du côté des poumons, un état congestif plus ou moins marqué, et activé la marche de la tuberculose de P... en diminuant sa force de résistance.

Mais en considérant qu'en présence des circonstances de la cause, s'il n'est pas permis d'affirmer que la tuberculose de P... a pour cause l'accident du 27 juillet 1899, il apparaît comme certain et non comme simplement probable que le traumatisme, subi alors par l'appelant, a favorisé l'évolution de la phtisie dont il était atteint et lui a imprimé le caractère de gravité qu'elle revêt actuellement ;

Considérant, en effet, qu'il résulte des documents de la cause et notamment un certificat délivré le 19 janvier 1902 à P..., par Bergey, sous les ordres duquel il travaillait dans le chantier de Chagnaud, que l'appelant était d'une forte constitution, qu'il jouissait, en apparence du moins, d'une excellente santé, et qu'il n'a cessé de travailler régulièrement pendant les deux mois qui ont précédé l'accident; que l'hémoptysie qui s'est produite une quinzaine de jours après l'accident a été la première manifestation extérieure de la phtisie dont il était atteint et qui n'a cessé de s'aggraver, que la tuberculose a donc subi, immédiatement après l'accident, une évolution à laquelle on ne peut attribuer d'autres causes que le traumatisme subi dans la région thoracique et la diminution de résistance, conséquence de l'ensemble des blessures reçues par P... ; que, dans un certificat délivré à l'appelant le 8 octobre 1901, le docteur T... estime qu'en raison de sa forte constitution, P... avait toutes les chances possibles de guérison s'il n'avait pas été blessé, que l'état dans lequel l'appelant se trouve actuellement doit donc pour partie être rattaché à l'accident dont il a été victime.

La Cour fixa au cinquième du salaire annuel le chiffre de la rente viagère qu'elle accorda au blessé.

COUR D'APPEL DE BORDEAUX

2e Chambre ; 25 février 1905.

Présidence de Me Calvé.

(Mangelle contre Compagnie du Midi).

La Cour, attendu que Mangelle a été blessé au talon gauche, le 11 février 1900, en travaillant comme manœuvre au service de la Compagnie des chemins de fer du Midi ; que l'examen médical auquel il a été soumis dès le jour de l'accident n'avait révélé qu'une plaie par écrasement et sans fracture, devant, selon les probabilités, entraîner une incapacité de travail de deux mois ; mais que l'état de sa blessure s'est ensuite progressivement aggravé et qu'à la date du 15 novembre 1900 il était, suivant un certificat médical produit aux débats, déclaré incapable de se livrer désormais à un travail pénible et rester longtemps debout.

Attendu que le docteur Lande, commis par la Justice, l'a examiné le 18 mai 1901 ; qu'il résulte du rapport de cet expert que le talon de Mangelle porte encore, à cette date, les traces d'une fracture multiple et d'une sorte d'écrasement consécutive à l'accident du 11 février 1900, et est aussi le siège d'une inflammation persistante constituée, par une infection tuberculeuse de l'os; que l'expert déclare ensuite que Mangelle est atteint d'une tuberculose arrivée au dernier degré de son évolution;

Attendu que les phénomènes tuberculeux auxquels est due l'aggravation de l'état de la blessure de Mangelle ne se sont produits qu'à la suite du traumatisme qu'il avait subi et *doivent, par suite, être considérés comme s'y rattachant par une conséquence directe;* qu'ils ne sauraient, dès lors, être séparés de la blessure elle-même pour l'appréciation des suites de l'accident dont Mangelle a été victime;

Attendu que ledit sieur Mangelle s'est, par l'effet de cette blessure aggravée sous l'influence des phénomènes tuberculeux sus-relatés, trouvé hors d'état de se livrer désormais à tout travail lucratif; que l'accident à lui survenu par le fait ou à l'occasion de son travail, lui a donc, comme les premiers juges l'ont pensé avec raison, occasionné une incapacité absolue et permanente lui donnant droit à une rente égale aux deux tiers de son salaire annuel;

Pour ces motifs, etc...

La Cour accorde le maximum de la rente annuelle et tient compte non seulement des faits de l'infirmité mais encore de sa nature tuberculeuse.

⁂

Nous croyons utile de citer le cas d'un jugement qui ne rentre pas directement dans le cadre de ce travail, mais le jugement est parfaitement applicable aux cas qui nous intéressent. Il s'agit, dans ce cas, d'un ouvrier filateur qui, dans le cours de son travail, reçoit dans la région scrotale une contusion à la suite de laquelle apparait une épididymite double tuberculeuse.

La compagnie d'assurances rejette sa demande d'indemnité, sous prétexte qu'il s'agissait là d'une épididymite tuberculeuse survenue chez un ouvrier également atteint de lésions tuberculeuses des poumons.

Le juge de paix condamne la compagnie d'assurances à payer au blessé l'indemnité temporaire qu'il réclame.

Attendu, dit le jugement, que si le demandeur est atteint de tuberculose, ainsi qu'il appert de l'expertise, et si l'accident constaté eut pu avoir des suites beaucoup moins graves, il n'en est pas moins vrai que c'est à partir de cet accident que le demandeur, ouvrier laborieux et très estimé, a dû cesser le travail, qu'il a repris deux fois momentanément et a été contraint d'abandonner; que nous n'avons à envisager quelles conclusions pourront être tirées de son état général au point de vue de l'indemnité viagère qu'il entend réclamer devant la juridiction compétente non encore saisie; qu'il nous suffit de constater que son incapacité a eu pour cause initiale et déterminante un accident du travail et qu'elle dure toujours, ainsi que l'ont constaté les experts, dont l'avis n'est pas infirmé par les allégations de la défense...

Sur appel, le *Tribunal civil de Lille*, admettant que l'épididymite double dont l'ouvrier était atteint, empêchait tout travail et constituait une incapacité permanente et absolue de travail, lui accorda en outre une rente annuelle et viagère égale aux deux tiers de son salaire.

(*Jugement du 11 mars 1902.*)

Attendu que le défendeur allègue vainement pour contester le droit à la rente ou en diminuer le montant, que l'ouvrier était, avant l'accident, atteint d'une affection tuberculeuse qui a singulièrement aggravé les conséquences de l'accident ;

Qu'en effet, il n'est établi, ni par les documents de la cause, ni par les certificats produits, que l'état général de santé de l'ouvrier fut avant l'accident, défectueux ;

Attendu..., etc...

Ici encore, le Tribunal a accordé une rente égale aux deux tiers de son salaire, c'est-à-dire le maximum.

D'après l'exposé de ces divers jugements, il résulte qu'il n'y a pas divergence dans l'appréciation du préjudice causé par un traumatisme thoracique à un individu antérieurement sain en apparence donc, au point de vue social, en état de validité complète.

Ce traumatisme, provoquant le développement des lésions antérieurement latentes et silencieuses, peut être tenu pour responsable. Cette considération juge la question. C'est ainsi, d'ailleurs, qu'elle est généralement admise aujourd'hui.

Telle est, brièvement résumée, l'application de la loi de 1898 en ce qui concerne la tuberculose pulmonaire traumatique.

COMPLICATIONS PLEURO-PULMONAIRES DES BRULURES ÉTENDUES

Comme tant d'autres traumatismes industriels, les brûlures intéressant les parois thoraciques ne sont certainement pas les plus rares. Tantôt il s'agit de brûlures par les liquides en ébullition ou par la vapeur surchauffée; tantôt ce sont les corps solides en ignition ou en état de fusion. Aussi, le plus souvent, ce sont les vêtements enflammés au contact des foyers qui occasionnent ce traumatisme.

Lorsque les lésions produites par le calorique n'occupent qu'un espace restreint, elles suivent toutes les phases de leur évolution sans apporter aucun trouble sérieux à la santé générale. Mais lorsqu'elles s'étendent sur de vastes surfaces, elles déterminent des phénomènes généraux graves et dénotent bien une grave atteinte de l'organisme, et fréquemment se compliquent de désordres pulmonaires sur lesquels Dupuytren avait déjà appelé l'attention et dont les travaux de nombreux auteurs ont, depuis, précisé le siège et le caractère.

Tandis que les uns en cherchent la cause dans la suppression des fonctions de la peau et la rétention des produits qu'elle doit éliminer; d'autres, les comparant aux effets du shock traumatique, les expliquent par l'action des excitations centripètes sur les centres d'innervation vasculaire et respiratoire (MEUNIER). La résorption des détritus que produit la désorganisation des tissus et du sang a été également incriminée. Toutes ces causes ne font que diminuer la résistance locale de l'organisme à l'infection.

C'est généralement vers le troisième jour que se manifestent les premiers symptômes de congestion pulmonaire. La toux et la dyspnée apparaissent; les crachats aérés deviennent légèrement rosés; l'auscultation révèle des signes d'une congestion pulmonaire localisée aux bases d'abord, mais qui souvent se généralisent dans toute l'étendue des poumons. Cette complication est d'autant plus redoutable qu'elle débute et marche avec une lenteur insidieuse et sans s'accompagner des symptômes réactionnels en rapport avec leur gravité et qui pourraient mettre sur la voie de leur existence.

D'autres complications pulmonaires ont été signalées : les pneumonies, la broncho-pneumonie et les pleurésies.

La symptomatologie de cette pneumonie, comme dans les autres pneumonies traumatiques, est celle des pneumonies habituelles. Quelques particularités seulement peuvent la différencier : son mode de début par des hémoptysies coïncidant avec une vive dyspnée et suivie de l'établissement progressif et insidieux des signes d'inflammation pulmonaire.

« Quelques phénomènes obscurs, dit JOURDANNE, comme petite toux sèche fatigante, peu douloureuse; une légère exacerbation fébrile vers le soir, indiquent seuls les altérations graves et étendues du poumon. »

Du reste, l'agent spécifique de la pneumonie, le pneumocoque, a été trouvé dans ces cas par PETIT, MOUGOUR, NETTER. De plus, on connait l'existence du pneumocoque dans les voies aériennes de l'homme sain et que la congestion, qui est constante dans les brûlures d'une certaine étendue, fournit un excellent milieu de culture à ces microorganismes.

WILKS a observé plusieurs cas de broncho-pneumonie chez les enfants à la suite de brûlures, même peu étendues. L'auteur conclut que ces complications s'observent beaucoup plus fréquemment chez des enfants plus jeunes. La tuberculose pulmonaire résultant des brûlures étendues, thoraciques ou extrathoraciques, n'a pas été constatée jusqu'à ces jours; le fait est admissible *a priori*, et nous avons trouvé dans la littérature médicale deux observations déjà fort anciennes et dans lesquelles les auteurs ne font que simplement mentionner cette terminaison, sans attirer particulièrement l'attention sur ces faits.

Dans un cas rapporté par JOURDANNE, il s'agit d'une femme qui, atteinte d'une brûlure au troisième degré occupant la partie inférieure de la face et la totalité du cou, vient de succomber subitement, alors que la plaie laissée par la chute de l'escharre semblait marcher vers une guérison rapide.

Ce n'est seulement qu'à l'autopsie que l'on se rendit compte qu'un épanchement pleural gauche, assez abondant pour exercer une certaine compression sur le gros vaisseau, était responsable de la syncope qui avait déterminé la mort.

Depuis les travaux de LANDOUZY et de ses élèves, nous savons que ces pleurésies séro-fibrineuses ne sont qu'une des nombreuses manifestations de la tuberculose. Cette pleurésie peut, en tout point, être comparée aux pleurésies si souvent observées dans les autres traumatismes. Malheureusement, l'observation manque de détails sur les antécédents personnels ou héréditaires de la malade, ainsi que sur les signes constatés pendant le premier examen, de même que sur les résultats d'autopsie en ce qui concerne le poumon.

Un autre fait, rapporté par MORTON, concerne un individu atteint de brûlures de deuxième degré à la face, au cou, ainsi que la bouche et les premières voies respiratoires, par la vapeur sous pression, lors de l'explosion de la chaudière du yacht *Comte-d'Eu*. Ce blessé a succombé cinq mois après l'accident, à l'hôpital maritime de Cherbourg, avec les symptômes de phtisie pulmonaire.

Quoique les détails nous manquent sur les antécédents du blessé, nous pouvons toutefois admettre que vu son service, qui était très pénible (chauffeur), cet homme ne devait être atteint d'aucune infection chronique du poumon. On peut objecter qu'il a pu contracter la maladie durant son séjour à l'hôpital. La chose est possible; ce mode de contagion a été signalé par GUDER, et nous croyons qu'il n'est pas à négliger, vu la lenteur avec laquelle se cicatrisent les lésions occasionnées par les brûlures et l'état de dépression de l'organisme qui en résulte.

***

De tout ce que nous avons vu plus haut, nous pouvons considérer les brûlures, dans l'étiologie des complications thoraciques qu'elles occasionnent, comparable en tous points aux autres traumatismes thoraciques.

De même qu'une contusion, plaie pénétrante, etc., elle est capable de créer des troubles variés et graves de l'appareil respiratoire.

Les pneumonies qui compliquent les brûlures étendues sont cliniquement les mêmes que les autres pneumonies traumatiques.

La brûlure n'a pas créé la lésion; elle n'a que facilité le développement du pneumocoque dans un milieu favorable.

De même que les broncho-pneumonies qu'on observe dans certains cas à la suite de contusions thoraciques ou de plaies pénétrantes de poitrine, les broncho-pneumonies, dans les brûlures, ont la même origine : l'infection. Quant aux pleurésies que l'on a observées aussi bien à la suite de différents traumatismes thoraciques qu'à la suite de brûlures, on peut les rattacher à la même cause : manifestation pleurale de la tuberculose.

Quant aux autres formes de la tuberculose pulmonaire consécutive à un traumatisme thoracique, nous pouvons rapporter le cas observé par M. le professeur P. Parisot, dans lequel le traumatisme était une brûlure étendue du thorax.

Nous le reproduisons ci-dessous, sous la forme d'un rapport médico-légal :

RAPPORT MÉDICO-LÉGAL

du Professeur Pierre PARISOT

sur un cas de brûlure étendue du thorax.

COMMÉMORATIF

B..., âgé de vingt-huit ans, machiniste, a été victime, le 3 août 1910, à l'usine de P..., d'un accident qui lui a occasionné des brûlures du deuxième degré très étendues à la suite desquelles il est entré à l'hospice de P..., où il est resté en traitement pendant deux ans environ.

D'après une communication écrite, qui m'a été [illegible] par le docteur K..., à la date du 22 août 1912, B... a été maintenu à l'hôpital, surtout pour son état général, que le traumatisme a considérablement modifié.

Atteint fréquemment de crachements de sang abondants, le blessé a maigri d'une façon très sensible.

Le 14 octobre, le docteur K... m'a déclaré que ces hémoptysies s'accompagnaient de râles au sommet du poumon droit et d'élévation de température du corps, 38 à 39°. Elles se seraient présentées à plusieurs reprises et dureraient soit une matinée, soit trois ou quatre jours.

Avant d'être brûlé, B... ne toussait pas habituellement, il ne manquait pas à son travail et ne crachait pas de sang. La famille de B..., écrit le docteur K..., dont plusieurs membres sont à P..., me paraît saine; de son côté, le blessé n'a pas d'antécédents morbides.

D'après le blessé, le premier crachement de sang aurait eu lieu huit jours après son accident.

Etat actuel. — Premier examen, 22 juillet 1912. — Je constate une induration du sommet du poumon droit et une lésion cardiaque. La brûlure de la face postérieure du thorax n'est pas cicatrisée et j'engage l'ouvrier à se présenter chez moi à une date ultérieure.

Deuxième examen, 14 octobre 1912. — B... prétend qu'il n'a pas eu de crachements de sang depuis une quinzaine de jours.

La percussion et l'auscultation du poumon fournissent les signes suivants :

A droite : submatité au niveau des deux premiers espaces intercostaux ; inspiration et expiration soufflées à ce niveau. En arrière, dans la fosse sus-épineuse droite : submatité avec inspiration rude et expiration prolongée, le reste de l'appareil respiratoire est normal.

Le cœur est hypertrophié, la pointe bat sur la ligne mamillaire, l'impulsion cardiaque est perceptible au-dessous du cinquième espace intercostal, il existe un souffle très net à la pointe soufflée qui se propage dans l'aisselle, le pouls est régulier (78), il n'existe ni hypotase pulmonaire, ni œdème des extrémités inférieures. B... prétend n'avoir eu de palpitations que depuis sa brûlure. Il n'aurait jamais eu de rhumatisme articulaire. Compensée, actuellement, elle est probablement tributaire de la suppuration prolongée qui a été le point de départ d'une infection de l'endocarde. B... n'a jamais eu de vomissements de sang, ni de selles sanglantes ; il n'aurait pas d'appétit. Au moment où je l'examine, il n'a pas de fièvre.

Il existe une cicatrice sur le côté droit du thorax, allant du mamelon à l'angle de l'omoplate, elle mesure 12 centimètres de hauteur environ. Cette peau présente une mauvaise nutrition et deux points, du diamètre chacun d'une pièce de 50 centimes, ne sont pas encore cicatrisées. Je note à la partie antéro-supérieure de l'aisselle droite une bride cicatricielle et une cicatrice à la partie interne du bras droit. Ces lésions cicatricielles sont mobiles sur les tissus sous-jacents.

***

Depuis, nous avons eu occasion de revoir le blessé dans le cabinet de M. le professeur Pierre Parisot et nous avons pu nous rendre compte qu'une notable amélioration est survenue dans l'état général ainsi que dans l'état local de B...

***

Discussion. — L'existence de la tuberculose au moment de l'examen du malade par M. le professeur P. Parisot, ne présente aucun doute ; des déclarations du docteur K..., de P..., nous savons que dans les antécédents du blessé il n'y avait rien d'anormal. Que celui-ci se portait toujours bien et, pendant le temps qu'il a travaillé à l'usine de P..., il n'avait jamais eu une interruption de travail, même de quelques jours, pour maladie. Donc nous pouvons, dès à présent, conclure que l'état de santé de B... était plus que satisfaisant jusqu'au moment de l'accident. Qu'il était ou non porteur de lésions bacillaires latentes, le fait qu'il satisfaisait au dur travail, juge suffisamment son état antérieur.

Sa maladie a certainement débuté dans un temps très rapproché de son traumatisme ; l'hémorragie, qui est apparue huit jours après l'accident, pourrait être due à un certain degré de congestion du poumon droit, fait assez fréquemment observé dans les brûlures. Mais cette hémorragie continuant à se répéter à des intervalles assez réguliers, pendant toute la durée de cicatrisation de ces blessures, nous pouvons admettre qu'elle n'est pas due uniquement à la congestion simple du poumon, mais que sa vraie cause doit être rapportée à la tuberculose. D'ailleurs, ce mode de début de la tuberculose, dite traumatique, est très fréquent. De même que l'amaigrissement progressif du malade, accompagné d'un état général mauvais, a été une des causes de son long séjour à l'hôpital et ne peut être que symptomatique de l'intoxication bacillaire. Un séjour prolongé dans un milieu hospitalier aurait pu favoriser l'infection aérienne chez un blessé en état de résistance générale amoindrie. Car ce qui frappe le plus, dans ce genre de traumatisme, c'est la longueur de temps que mettent ces plaies à se cicatriser ; et, d'autre part, les larges surfaces exposées à des suppurations prolongées, affaiblissent notablement ces blessés.

D'après les renseignements recueillis auprès du docteur K..., médecin de l'hôpital de P..., la possibilité de l'infection aérienne doit être écartée, car dans l'hospice en question il n'y a jamais eu de malades atteints de lésions chroniques du poumon.

Nous pouvons donc fermement conclure que la tuberculose qui s'est développée chez B..., à la suite de son accident, peut rentrer dans la catégorie des tuberculoses traumatiques.

Tout ce que nous avons dit pour la tuberculose pulmonaire post-traumatique peut être rapporté à ce cas particulier : mode de début habituel par hémoptysie, premiers symptômes se manifestant du côté atteint, développement progressif des signes stethoscopiques et des symptômes fonctionnels.

RÉSUMÉ ET CONCLUSIONS

1. — Au point de vue scientifique, la tuberculose pulmonaire traumatique n'existe pas. Avant l'accident, la victime n'était qu'un tuberculeux latent; le traumatisme n'a fait que révéler les lésions bacillaires latentes.

Ce traumatisme peut être tenu pour responsable, dans certains cas de tuberculose pulmonaire, à condition :

1° Qu'il ne présentait avant l'accident aucune manifestation tuberculeuse et qu'il avait une capacité ouvrière normale;

2° Qu'il a subi un traumatisme, habituellement thoracique, suivi des symptômes pulmonaires;

3° Que les symptômes de tuberculose pulmonaire se sont montrés dans un délai suffisamment rapproché de la date de l'accident.

Tout traumatisme qui provoque dans les poumons des lésions graves telles que congestions, pneumonies, broncho-pneumonies, pleurésies, peut de même réveiller une tuberculose latente.

Donc, *une brûlure* étendue des parois thoracique peut être en tous points assimilée à *une contusion thoracique* ou tout autre traumatisme analogue.

B. — Au point de vue pratique, qu'il s'agisse d'un individu *sain*, au sens absolu du mot, ou porteur de lésions latentes, l'effet du traumatisme demeure le même; d'un sujet bien portant jusque-là et apte au travail, il fait irrévocablement un infirme incapable désormais de tout effort prolongé; il lui a donc causé un préjudice grave.

Pour évaluer ce préjudice causé par un traumatisme, les tribunaux ont tranché cette question en disant que « l'état d'infériorité dans lequel la victime se trouvait avant l'accident importe peu au point de vue de la détermination de son état actuel ».

INDEX BIBLIOGRAPHIQUE

BERGERON. — Thèse de Paris, 1904-1905.

BEZANÇON et GRIFFON. — *Presse Médicale*, 1899.

BOUVIER. — Influence du traumatisme sur les affections tuberculeuses, thèse de Paris, 1875-1876.

BOYER et GUINARD. — *Gazette hebdomadaire*, 1894.

BROUARDEL (G.) et GIROUX. — La tuberculose pleuro-pulmonaire traumatique, in *Annales d'hygiène publique*, 1904.

BROUARDEL (P.). — Les blessures et les accidents de travail.

CALMETTE. — La bacillemie tuberculeuse, in *Presse médicale*, 1914.

CHAFFY. — Le rôle étiologique de l'hémorragie dans la tuberculose, thèse de Lyon, 1881.

CHARRIN. — Article « Infection », in *Traité de Pathologie générale*, de Bouchard.

— Article, in *Traité de Médecine*, de Charcot et Bouchard.

CHAUFFARD. — *Semaine Médicale*, 1896.

CORNET. — Die Tuberculose, *Wien*, 1907.

GILLET. — Tuberculose pulmonaire consécutive à un traumatisme thoracique, thèse de Paris, 1903.

GUICHEMERRE. — Des brûlures, thèse de Lyon.

HALLOPEAU. — Pathologie générale.

HUGUES. — La tuberculose traumatique de la plèvre, thèse de Lyon, 1901.

JACCOUD. — Phtisie traumatique, *Semaine Médicale*, 1899.

Jeanbrau. — Rapport sur les tuberculoses chirurgicales dans leurs rapports avec l'accident du travail (20e Congrès de chirurgie).

Jourdanne. — Thèse de Paris.

Jousset. — Congrès international de la tuberculose, 1905.

Landouzy. — *Bulletin de l'Académie de médecine*, 1913.

Lannelongue et Achard. — *Bulletin Médical*, 1899.

Lebert. — Traité pratique et clinique de la phtisie pulmonaire.

Merle. — Etude sur la tuberculose pulvi-traumatique, thèse de Paris, 1911.

Meunier. — Thèse de Paris, 1896.

Mosny. — Le Traumatisme, la Tuberculose et la Loi sur les accidents du travail, *Annales d'hygiène publique*, 1902.

Ollive et Le Meignen. — Accidents du travail.

Parisot (P.). — Communication au Congrès de médecine légale, mai 1914.

Petrow. — *Centralblatt für Chirurgie*, 1904.

Poggi. — Des brûlures, thèse de Paris, 1895-1896.

Rybera y Sens. — *Presse Médicale*, 1911.

Schüller (M.). — *Centralblatt für Chirurgie*, 1873 et 1878.

Strausse. — *Archives de Médecine expérimentale*, 1894. — Académie de médecine, 1894.

Strausse. — *Semaine Médicale*, 1895.

Tessier. — *Lyon Médical*, 1873.

Thoinot. — Des accidents du travail et les Affections médicales d'origine traumatique.

Verneuil. — *Gazette des hôpitaux*, 1885.

— *Revue spéciale des accidents du travail*, 1902.

Vibert. — Les accidents du travail.

Villemin. — Rapport au Congrès international de la tuberculose, 1905.

Welti. — Contribution à l'étude des causes de la mort après des brûlures étendues, thèse de Paris, 1893.

TABLE DES MATIÈRES

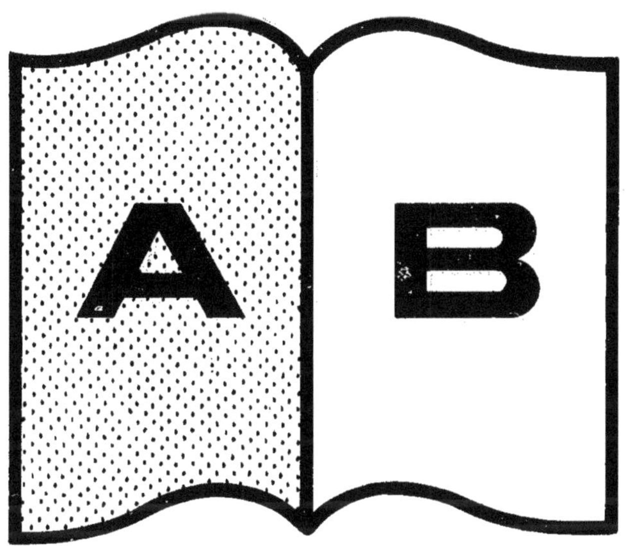

Contraste insuffisant

NF Z 43-120-14

www.ingramcontent.com/pod-product-compliance
Ingram Content Group UK Ltd.
Pitfield, Milton Keynes, MK11 3LW, UK
UKHW020217200726
13856UKWH00004B/1456

9 782011 943576